DU TRAITEMENT

DE

L'OPHTALMIE

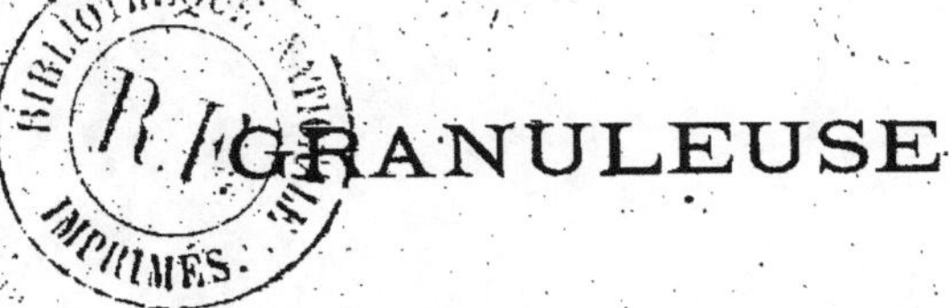

GRANULEUSE

PAR LE

Docteur J.-A. ISTRIA

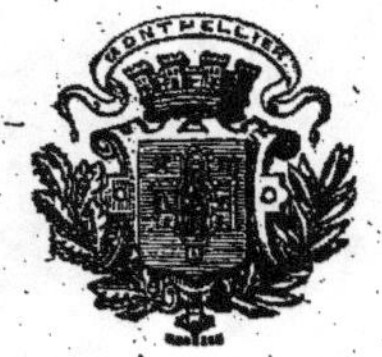

MONTPELLIER
IMPRIMERIE DE LA MANUFACTURE DE LA CHARITÉ
1899

DU TRAITEMENT

DE

L'OPHTALMIE

GRANULEUSE

PAR LE

Docteur J.-A. ISTRIA

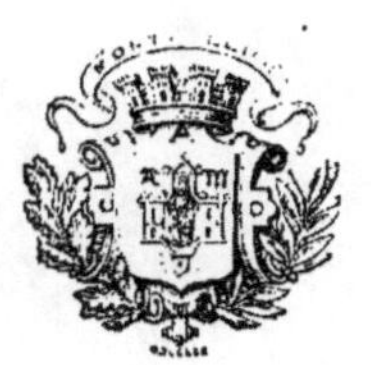

MONTPELLIER
IMPRIMERIE DE LA MANUFACTURE DE LA CHARITÉ
—
1899

A MON PÈRE   A MA MÈRE

A TOUS MES PARENTS

A. ISTRIA.

A Monsieur le Docteur NICATI

A Monsieur le Docteur POUCEL
CHIRURGIEN EN CHEF DES HOPITAUX DE MARSEILLE

A MON PRÉSIDENT DE THÈSE

Monsieur le Professeur TRUC

A TOUS MES MAITRES

A MES AMIS

A. ISTRE.

AVANT-PROPOS

Avant d'aborder notre sujet, nous avons : 1° à adresser, à Monsieur le Docteur Nicati, l'expression de toute notre gratitude, pour l'aimable accueil que nous avons toujours reçu dans sa clinique, et pour tous les bons conseils qu'il n'a cessé de nous prodiguer.

2° A dire que nous n'apportons pas, dans notre modeste travail, un remède nouveau et encore moins un spécifique de l'ophtalmie granuleuse, qui est encore à trouver. Nous venons dire, avec notre maître et d'autres praticiens, que le vieux sulfate de cuivre et le nitrate d'argent ont reconquis bien des sympathies, et de l'avis, à peu près unanime, la recherche des indications, dans chaque cas particulier, doit seule préocuper l'esprit du médecin.

INTRODUCTION

Trois sortes de traitement se sont partagée et se partagent encore la faveur des médecins appelés à soigner les granuleux :

1° Le traitement local mécanique ;

2° Le traitement local médicamenteux ;

3° Le traitement général.

1° Au traitement mécanique appartiennent :

a) Le massage de la conjonctive et de la cornée, déjà connu anciennement, et employé surtout comme adjuvant dans l'application des matières médicamenteuses pulvérulentes. On cite Séverus comme l'ayant indiqué le premier.

b) L'expression des granulations conjonctivales pratiquée, au dire de M. Panas, par Cuignet, couramment employée par M. le Dr Nicati, ainsi qu'il a eu l'occasion de l'exposer dans une discussion au Congrès de 1884 (Index Bibliogr.).

c) Le curettage sous toutes ses formes, raclage, brossage et curettage proprement dit, qu'Hippocrate pratiquait avec un écheveau de laine brute jusqu'à dénudation du tarse ; pour lequel l'école d'Alexandrie recommandait le revers d'une feuille de figuier, ou mieux encore la lime ou le scalpel ; qu'à la fin du XVIIIe siècle, avec Wolhouse, on exécutait avec une brosse de barbes d'épis de blé ; qu'enfin aujourd'hui l'on pratique avec la curette, ou à l'exemple de Borelli, à l'aide d'une brosse de crin dur (1859). On peut rapprocher de ces moyens l'usage récent des grands lavages à l'eau simple médicamenteuse (Kalt, Index Bibliogr.).

d) Les scarifications introduites par Piltz, au moment de la grande épidémie survenue à la suite des guerres de l'empire, employées depuis sous forme de péritomie au pourtour de la cornée (Wecker), récemment revenues en faveur, au point d'inspirer la création d'un bistouri spécial à trois lames (Johnson).

e) Les excisions recommandées, dès la fin du XVIIIe siècle (Luteus) ont été exercées sur les grosses granulations (Preuss), (Stilwag), appliquées à des lambeaux entiers des culs-de sac conjonctivaux (Bénédict, Ind. Bibl.), (Gallezowski, Ind. Bibl.), et beaucoup d'autres, à des lambeaux péricornéens (Wecker), au tarse enfin (Heissrath, Ind. Bibl.).

f) Enfin la cautérisation ignée, avantageuse dans les granulations fibroïdes, que l'on ponctionne au moyen d'un fin galvano-cautère (Reich, Ind. Bibliogr.).

En résumé, les traitements mécaniques employés, sont classés par le degré de l'intervention : 1° le massage ; 2° l'expression ; 3° le curettage sous toutes ses formes ; 4° les scarifications ; 5° les excisions ; 6° la cautérisation ignée.

2° Le traitement local médicamenteux comprend un grand nombre de substances diverses plus ou moins astringentes, caustiques, ou, suivant les idées modernes, antiseptiques.

a) Le sulfate de cuivre est le compagnon inséparable de tous les traitements mécaniques, l'alpha et l'oméga de tous les procédés. Depuis Hippocrate qui l'appliquait, sous forme d'onguent, sur les surfaces tarsiennes dénudées, et après cautérisation au fer rouge, jusqu'à nos jours, ce précieux agent n'a jamais été abandonné et a été employé en pommade, crayon et solution.

b) Le *sous-acétate de plomb*, très en faveur dès le milieu du siècle dernier, sous forme d'extrait de Saturne et d'eau de Goulard, est un traitement ancien qui a toujours eu et a encore ses défenseurs.

c) Le *sulfate de zinc*, précieux astringent, entre dans la série des agents modificateurs du catarrhe conjonctival.

d) Le *nitrate d'argent* en solution au 20e ou au 30e, appliqué soigneusement avec un pinceau sur la conjonctive retournée et séchée, et tôt appliqué au traitement de toutes les ophtalmies, est le compagnon obligé du sulfate de cuivre.

d) L'*acide chromique* est réservé pour le décapage des grosses granulations dans les formes fibroïdes, là où elles sont comme recouvertes d'une grosse carapace.

e) Enfin *tous les antiseptiques* modernes : acides borique et phénique, sublimé, les pulvérulents, calomel, iodoforme, lorétinate de bismuth.

f) L'*inoculation blennorrhagique* que quelques auteurs ont préconisé, avec succès à l'appui, et qui, de nos jours, tend à se voir repousser par la majorité des praticiens.

g) *Un traitement médicamenteux* tout particulier est le jéquirity introduit par de Wecker en 1883.

h) *Les douches* de vapeurs chaudes, pratiquées avec des infusions émollientes, camomille, thé, etc., ont été utilisées en leur temps.

i) Nous ne devons pas omettre les diverses pommades à l'atropine, à la cocaïne et au précipité jaune, qui trouvent leur place, comme adjuvants des autres traitements, surtout dans les formes lymphoïdes.

3° Le traitement général vise trois indications principales, à savoir :

1° La mauvaise constitution du sujet, et principalement le lymphatisme. En général, presque tous les granuleux sont des lymphatiques.

« Le lymphatisme, a écrit M. le professeur Truc (Ind. Bibl.), est le terrain clinique du trachome. Il est le facteur principal des lésions granuleuses de la cornée ; il favorise l'infection et la contagion trachomateuses. La gravité et la ténacité de l'affection sont en rapport habituel avec le degré de la strume, les complications les plus redoutables se rencontrent constamment chez les plus scrofuleux. »

Le traitement de la constitution lymphatique fera donc la base de tous les autres traitements ; sans lui, le traitement local mécanique ou médicamenteux n'atteindra pas le but. Par conséquent, il y a indication formelle à instituer, avant tout, un régime tonique et reconstituant.

Les préparations iodiques d'abord : l'huile de foie de morue, l'hydrothérapie à la mer (affusions), ne pas se laver les yeux. Viennent ensuite les phosphates (bi-phosphates ou mieux les glycéro-phosphates de chaux, plus assimilables), les peptonates de fer, les arsenicaux, etc.

Ces divers traitements n'en auront que plus de force, si une alimentation tonique peut être faite par les granuleux, généralement nombreux dans les classes pauvres.

2° *L'hygiène professionnelle et corporelle.* — Il faudra défendre aux granuleux les métiers qui nécessitent le séjour dans une atmosphère remplie de poussière, leur recommander la propreté des mains, ongles, face, cuir chevelu, linges et habits.

3° *L'habitation.* — L'air pur sera recommandé aux granuleux. On leur fera éviter les climats bas et humides, l'habitation des grandes villes où existe l'entassement et les mauvaises conditions hygiéniques, c'est-à-dire la malpropreté des quartiers et des habitations.

On conseillera les pays élevés, car l'altitude semble agir favorablement sur le trachome et en diminuer la gravité.

DU TRAITEMENT

DE

L'OPHTALMIE GRANULEUSE

CHAPITRE I.

Traitement de l'Ophtalmie granuleuse.
Poussées diffuses catarrhiformes et purulentes.

Nous nous proposons, dans cette étude, d'exposer les indications de ces traitements et leurs modes d'application dans les diverses formes et périodes de la maladie, telles que nous les entendons distinguer dans les leçons cliniques de M. le docteur Nicati.

Notre étude se divisera en trois parties comprenant :

1° Le traitement des poussées diffuses.
2° » des localisations.
3° » des complications.

PARAGRAPHE I.

Traitement des poussées diffuses.

Les poussées diffuses se présentent soit comme début de la maladie, soit comme affection intercurrente. On en connait deux formes.

La poussée catarrhiforme, et la poussée purulente.

OBSERVATION I

Début catarrhiforme.

P. V., âgée de 23 ans, couturière, habitant Marseille, se présente à la clinique le 12 novembre 1896.

Début. — Il y a trois mois, par l'œil droit qui, dit-elle, était rouge, douloureux, larmoyant et l'empêchait de travailler : le matin, ses paupières étaient agglutinées.

Elle fit, à cette époque, durant 15 jours, de fréquents lavages, à l'eau boriquée, dont elle s'est bien trouvée, et a paru guérie.

État actuel. — On observe, à ce même œil, une poussée catarrhiforme, caractérisée par la rougeur et la tuméfaction générale de la conjonctive palpébrale. Dans les culs-de-sac inférieurs, on constate des nodules *crus* (granulation ne se laissant pas exprimer).

Traitement. — Instillations de nitrate d'argent au 1000e durant trois jours.

Le 16, toute tuméfaction a disparu ; les nodules apparaissent plus nets et plus isolés. On continue les instillations durant cinq à six jours encore, et on voit l'état catarrhiforme disparaître sensiblement.

Le 22, plus de traces de l'état catarrhiforme. Alors on attaque les nodules, par le sulfate de cuivre concentré (une goutte chaque matin).

Ce traitement est continué jusqu'au 3 décembre, jour où l'on peut constater un état papillaire de l'arête supérieure du tarse ; les nodules des culs-de-sac inférieurs ne se laissent pas exprimer (nodules crus).

On persiste à appliquer le sulfate de cuivre en solution concentrée, les jours suivants. Au bout d'une quinzaine, les nodules ne paraissent plus, et à leur place on remarque un simple état velouté de la conjonctive.

La malade nous quitte le 20 décembre, débarrassée de ses granulations.

On lui recommande l'usage du sulfate de cuivre au 100e, tous les soirs durant 6 mois.

OBS. II

Début catarrhiforme.

M. P., âgée de 2 ans, nous est présentée le 14 novembre 1896.

Début. — A l'œil gauche, depuis 15 jours, par une sécrétion abondante. Le matin, les paupières sont prises. Deux jours après, mêmes symptômes, à l'œil droit.

Etat actuel. — Les conjonctives palpébrales sont tuméfiées, ainsi que celles des culs-de-sac. On remarque un état mamelonné des surfaces, marquant la formation de nodules miliaires.

Traitement. — Instillation de nitrate d'argent au 1000e à la clinique et lavages boriqués, matin et soir, fait par les parents.

L'état catarrhiforme diminue de jour en jour, les nodules miliaires en formation sur les surfaces et dans les culs-de-sac, en voie de régression, sont à peine visibles.

Le 22, instillations de sulfate de cuivre qui, continuées les jours suivants, amènent une entière disparition de ces nodules.

Le 3 janvier 1897, à l'examen, l'état mamelonné n'existe plus sur les surfaces, dans les culs de-sacs quelques rares nodules miliaires visibles.

La petite malade revient encore pendant une dizaine de jours. Même traitement. Résultat atteint.

Aussi on peut affirmer que le nitrate d'argent est le remède de préférence dans les poussées catarrhiformes ; c'est lui qui arrête le plus promptement l'état catarrhal, lequel par sa durée, peut amener la grosse complication : ulcération et pannus cornéens, principalement sur les sujets lympho-granuleux.

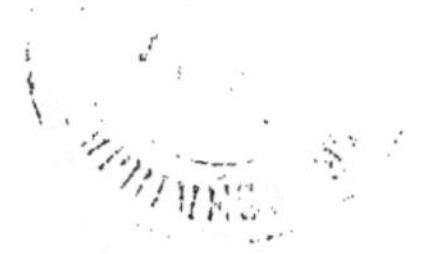

PARAGRAPHE II

Traitement des poussées purulentes.

On observe rarement des poussées purulentes, dans l'ophtalmie granuleuse. Aussi, il nous a été donné d'en voir un seul cas dans l'espace de six mois, pendant lesquels nous avonssuivi la clinique, en 1896, et durant quelques jours seulement, trop loin du débu. de la maladie, pour avoir pu en suivre les diverses phases et espérer une guérison.

OBSERVATION

C. J., âgé de 8 ans, vientle 12 octobre 1896.

Début. — 24 jours, marqués par une œdème considérable des paupières et une sécrétion purulente des deux yeux.

Etat actuel. — O. G., atteint de nécrose étendue de la moitié supérieure de la cornée, avec enclavement de l'iris. On voit dans la conjonctive tarse supérieure des nodules apparaissant nettement, au milieu d'un tissu généralement injecté et œdématié.

O. D. même aspect général des conjonctives, nécrose symétrique avec perforation de la cornée, moins étendue qu'à gauche.

Traitement. — Instillation de nitrate d'argent au 100°, cataplasmes boriqués (acide borique 30 gr., farine de riz 300 gr.) souvent renouvelés dans la journée.

13, même traitement.

14, instillation de sulfate de cuivre, tous les jours jusqu'au 26 novembre.

Le lendemain, cet enfant n'a plus reparu.

CHAPITRE II

Traitement des localisations de l'ophtalmie granuleuse.

Les localisations de l'ophtalmie granuleuse sont au nombre de trois : les nodules, les ulcères, les végétations. Elles méritent d'être étudiées séparément dans la conjonctive et dans la cornée.

PARAGRAPHE I

Traitement des localisations conjonctivales noduleuses.

OBSERVATION I

Nodules. — Végétations partielles. — Expression, brossage.

S. F., 17 ans, habitant Marseille, vient le 24 novembre 1896.

Début. — Début, il y a 4 ans, aux deux yeux en même temps, par une poussée catarrhiforme : sécrétion conjonctivale très abondante, œdème des paupières qui sont prises, le matin.

Au bout de 15 jours, un mieux, nous dit-il, se produisit. Six mois après, nouvelle poussée diffuse, mêmes symptômes de début état qui se répétait, à diverses époques, durant 4 ans.

État actuel. — Sur les conjonctives tarses, un lit cicatriciel végétant, sous forme de papilles aplaties : dans les culs-de-sac supérieurs, de nombreux nodules mûrs se laissant exprimer.

Traitement. — Les paupières étant renversées, expression à l'ongle, des nodules mûrs des culs-de-sac, immédiatement suivie d'un fort brossage au coton cyanuré 0,066/1,000.

25, nouvelle expression de quelques nodules. Brossage.

26, même traitement.

29, Plus de nodules à l'expression Instillation de sulfate de cuivre continué durant 15 jours.

11 décembre. l'état cicatriciel végétant des conjonctives tarses a un aspect velouté uniforme ; à peine, voit-on, quelques papilles.

15, on ne voit plus de végétations : l'état cicatriciel est complet et uniforme.

Le malade revient tous les deux jours.

29, nous le voyons pour la dernière fois. Cicatrisation normale sans trace d'entropion.

OBS. II

Nodules. — Expression, brossage.

J. I., âgé de 21 ans, maçon, habitant Marseille, se présente le 26 novembre 1896.

Débuts. — Son mal date de 4 ans. Il eut les yeux rouges, un léger gonflement des paupières qui étaient prises le matin. Cet état a duré deux mois, au bout desquels un mieux s'est produit. En juin 1896, rechute avec mêmes symptômes qu'au début.

État actuel. — Conjonctivite diffuse aux deux yeux ; tuméfaction générale des paupières, état papilleux et nodules mûrs sur les conjonctives tarses.

Traitement. — Expression des nodules mûrs sur l'ongle aseptisée, suivie d'un fort brossage au coton cyanuré, et instillation de la solution saturée de sulfate de cuivre.

Le lendemain, 27 novembre, nouvelle expression de nodules mûrs et instillations cupriques.

28, rares nodules mûrs. Expression, brossage et instillations.

29, plus de nodules à l'expression. instillations. même traitement durant les 15 jours suivants.

Au bout de 18 jours de ce traitement, les conjonctives tarses présentent des traces de cicatrisation.

Le malade se présente régulièrement jusqu'à la fin décembre, jour où l'on ne constate plus de nodules. La cicatrisation est régulière On lui recommande l'usage de sulfate de cuivre durant six mois.

OBS. III

Localisations conjonctivales. — Nodules. — Expression et brossage.

L. C., âgée de 10 ans, Italienne, est à Marseille depuis 8 jours. Elle nous est présentée le 24 décembre 1896.

Débuts. — Sont mal date d'un an et demi. Elle eut, alors, les yeux rouges, une légère sécrétion, le jour, avec gonflement des paupières qui, le matin était agglutinées.

De temps en temps, il se produisait un mieux notable, bientôt suivi de reprises, accompagnées des mêmes symptômes du début.

Etat actuel. — A l'œil droit, des nodules mûrs dans les culs-de-sac ; des ulcérations et des végétations papillaires sur les conjonctives tarses supérieurs : quelques nodules et végétations à la paupière inférieure.

Traitement. — 24 novembre expressions de nodules sur l'ongle aseptisée, suivie de raclage et d'instillations de sulfate de cuivre (solution concentrée).

25, nouvelle expression de nodules des culs-des-sac, brossage au coton cyanuré, et instillations cupriques.

26, expressions de quelques nodules, suivie d'instillation continuées tous les matins, durant huit jours.

Le 2 décembre, aucun nodule, à l'expression ; les conjonctives tarses présentent des traces cicatricielles à peine apparentes, uniformes, ayant un aspect velouté.

La petite malade vient encore 15 jours, pour ses gouttes.

Le 18, elle revient pour la dernière fois, on lui conseille l'usage, durant 6 mois, de la solution cuprique.

Dans les localisations conjonctivales de l'ophtalmie granuleux, sous forme de nodules mûrs, l'expression suivie d'un fort brossage au coton cyanuré et d'instillations regulières et continuées de sulfate de cuivre, donne de bons résultats.

PARAGRAPHE II

Traitement des localisations conjonctivales (ulcères)

OBSERVATION I

Localisations conjonctivales. — Ulcère.

F. A.., âgée de 15 ans, ouvrière, habitant Marseille, vient le 8 novembre 1896.

Début. — Poussée catarrhiforme très-intense : sécrétion abondante et gonflement considérable des paupières qui sont prises le matin.

Etat actuel.— On voit, sur les conjonctives tarses supérieures, des plaques ulcérées, recouvertes d'un semis papilleux, reconnaissables plus aisément encore par l'application des pouces, à l'aspect marbré que prend la muqueuse ; les parties ulcérées deviennent rouges et le reste de la surface conjonctivale devient pâle.

Traitement. — Instillation de sulfate de cuivre, durant vingt jours. On constate alors une amélioration notable ; les papilles disparaisent en grande partie, celles qui restent sont à peine visibles.

Le même traitement est continué, durant une quinzaine de jours encore, et alors la plupart des plaques ulcérées sont en voie de cicatrisation.

La malade continue à venir quinze jours encore. On remarque un lit cicatriciel uniforme, sans entropion.

Le résultat nous a paru satifaisants et nous l'attribuons à l'usage régulier du sulfate de cuivre.

Les localisations conjonctivales ulcéreuses cèdent au traitement par le sulfate de cuivre, et la cicatrisation n'a pas amené chez cette malade, l'état consécutif redouté, l'entropion.

PARAGRAPHE III

Traitement des localisations conjonctivales et cornéennes.

OBSERVATION I

Végétations

T. S., âgée de 50 ans, ménagère, vient à la clinique le 17 novembre 1896.

Début. — A l'œil gauche il y a 8 ans ; elle a ressenti tous les symptômes de la poussée catarrhiforme, du début ; sécrétion conjonctivale, gonflement palpébral et agglutination des paupières.

Mêmes symptômes à l'œil droit, il y a 3 ans, durant une vingtaine de jours.

Etat actuel. — O. D. Tache cornéenne avec un ulcère central cupulé, état papilleux de la conjonctive tarse, et du cul-de-sac supérieur, pas de nodules profonds. O. G. Ulcère infra-central également cupule, à fond végétant, d'un diamètre de 0.002 millimètres, mais vascularisé par un seul large vaisseau, venant d'en bas ; même état des conjonctives tarses supérieures et du cul-de-sac.

Traitement. — Instillations de sulfate de cuivre.

19 novembre, la malade a beaucoup souffert de l'application faite la veille.

20, on instille du nitrate d'argent.

21, même traitement continué quatre à cinq jours consécutifs

25, on revient aux instillations de sulfate de cuivre qu'elle supporte mieux.

28, toujours même traitement.

Le malade vient tous les jours. L'état conjonctival s'améliore, et par suite celui de la cornée.

Le 10 décembre, la malade quitte la clinique. Je l'ai revue dans le courant de 1897 chez une cliente, et ai pu constater qu'elle ne portait aucune trace de pannus.

OBSERVATION II

Végétations. — A. Aud., âgé de 26 ans, chaudronnier à Marseille, se présente le 17 décembre 1886.

Début. — Il y a 2 ans, aux 2 yeux, par une poussée catarrhiforme : sécrétion abondante, lourdeur des paupières qui sont prises le matin.

Etat actuel. — On voit, à l'œil droit, sur la paupière supérieure des ulcères de granulations, au bas du tarse, en partie creux en partie végétants, et pas de nodules. Ces végétations apparaissent, sous forme de saillies aplaties (polypes aplatis).

A l'œil gauche, un pannus supérieur couvrant la moitié de la cornée, à la paupière supérieure, même état de végétations polypeuses ; pas davantage de nodules.

Traitement. — Solution de sulfate de cuivre, raclage aux 2 yeux, sans pouvoir rien enlever.

19 novembre, instillations de sulfate de cuivre.

20, les jours suivants, même traitement.

25, on peut constater un commencement de cicatrisation des ulcères granuleux.

1er décembre, à expression sur l'ongle, pas de nodules.

3, La cicatrisation se fait aux deux paupières. Le malade vient jusqu'au 15, même traitement par les instillations. L'état cicatriciel est complet, pas d'entropion.

Dans les localisations conjonctivales et cornéennes (végétations), les instillations de sulfate de cuivre, alternées avec celles de nitrate d'argent, suffisent pour amener une cicatrisation assez bonne.

PARAGRAPHE IV

Traitement des localisations cornéennes

OBSERVATION I

Nodules. — Granulations cornéennes. — Jéquirity

R... J., âgé de 27 ans, journalier afficheur, habitant Marseille, se présente le 30 novembre 1896.

Débuts. — Son mal a débuté, il y a 18 mois, par l'œil gauche qui était rouge, larmoyant, sans douleur ni gonflement des paupières, un peu agglutinées le matin.

Il a suivi, durant 3 mois, dans une clinique de la ville, le traitement des cautérisations par le cristal cuprique, dont il a retiré, nous dit-il, une légère amélioration.

En mars 1896, mêmes symptômes à l'œil droit, ce qui l'a forcé à entrer aux Quinze-Vingts, à Paris, où on l'a traité par de forts brossages au sublimé, dont il s'est bien trouvé.

Etat actuel. — O. D. Les conjonctives tarses inférieures sont saines, les supérieures mamelonnées, papilleuses, mais sans nodules. Dans le cul-de-sac supérieur, au contraire, on voit des nodules à foison, se laissant exprimer. La moitié supérieure de la cornée est panneuse et présente dans son épaisseur un vaste nodule trilobé, saillant, de couleur gris-jaunâtre (nodule cornéen mûr).

O. G. Les conjonctives tarses inférieures sont saines, les supérieures présentent un état papilleux moins prononcé qu'à droite et un nodule près du bord supérieur. Dans le cul-de-sac, des nodules mûrs et se laissant exprimer ; pannus étendu de la cornée, deux points d'infiltration, dont l'un central et l'autre un peu au-dessus, de même couleur que de l'autre coté, mais moins saillant.

Traitement. — O. D. Expression et raclage dans les culs-de-sac supérieurs, et application de la pommade au jéquirity.

1er décembre, œdème considérable des paupières empêchant l'ouverture de l'œil, fausses membranes, larmoiement considérable, engorgement des ganglions preauriculaires.

2, même état.

3, douleur moindre, œdème palpébral va en diminuant, engorgement ganglionnaire également ; l'œil se laisse découvrir et montre que la cornée n'a nullement souffert ; fausses membranes légères et presque détachées à la paupière inférieure, la paupière supérieure ne peut pas encore être renversée, enflure persistante de la joue.

7, plus de fausses membranes : œdème palpébral complètement disparu ; plus d'engorgement préauriculaire ; les conjonctives tarses encore un peu rugueuses, mais détergées : les nodosités cornéennes en voie d'effacement. On instille du sulfate de cuivre au 100e.

Le 8, nitrate d'argent au 1000e.

Le 9, nouvelle instill. de nitrate d'argent.

Le 10, sulfate de cuivre continué tous les jours jusqu'au 26 février. Ce jour-là, on constate que l'état cicatriciel des conjonctives est normal, le pannus a presque totalement disparu. La cornée, bien qu'épaisse, lui permet la lecture. Le résultat a été bon.

Les granulations dans la cornée doivent être observées sur les bords du pannus. On voit, au lendemain d'une douleur aiguë très violente, un point gris sous-épithélial que joint presque tout aussitôt un vaisseau.

PARAGRAPHE V

Localisations cornéennes. — Ulcères. — Pannus

OBSERVATION I

Ulcères. — Pannus

R... E., âgée de 37 ans, ouvrière en laine brute, habitant Marseille depuis 15 ans, vient à la clinique le 7 octobre 1896.

Débuts. — Par l'œil gauche, il y a deux ans ; a passé les 8 premiers jours de sa maladie dans un hôpital de la ville, où elle a été traitée par des lavages à l'eau boriquée et ensuite par le sulfate de cuivre. Depuis, elle s'est présentée à de rares intervalles dans diverses cliniques, où le sulfate de cuivre a été l'unique traitement.

Etat actuel. — Les conjonctives tarses supérieures présentent un semis de nodules crus, ne se laissant pas exprimer.

A l'œil gauche, pannus généralisé ; à l'œil droit, pannus moins dense, avec foyer central ponctué de la cornée (3 petites cupules centrales de 0,0015 de diamètre.

Traitement. — Application, aux deux yeux en même temps, de la pommade jéquiritique à 2 o/o.

Le 8, abondante sécrétion et fausses membranes des culs-de-sac, aux deux yeux.

Le 9, nodules opaques (mûrs) sur la conjonctive palpébrale inférieure aux deux yeux. On instille du nitrate d'argent au 100°.

Le 10 (4° jour de la vésication jéquiritique), les pannus ont presque entièrement disparu, l'ulcère cupulé de la cornée droite, encore visible, est gris ; les nodules conjonctivaux sont très blancs et opaques. Expression par l'ongle aseptisé et application de sulfate de cuivre.

Du 10 au 24, même traitement.

Le 24, état papilleux généralisé aux quatre paupières, presque plus de traces de pannus ; à l'œil droit, les cupules persistent sous forme de dépression cicatricielle centrale ; traces légères de pannus.

Du 27 octobre au 12 novembre, on continue les instillations de sulfate de cuivre.

L'état, à ce jour, est très satisfaisant : la guérison est presque complète Nous lui conseillons de continuer le sulfate de cuivre longtemps.

OBS. II.

Ulcères pannus.

M. J., âgé de 12 ans, habite Marseille. Il se présente le 8 octobre 1896.

Débuts. — Son mal a débuté, il y a un an, aux deux yeux. Il a été soigné à l'eau verte, nous dit-il, en parlant du sulfate de cuivre.

Etat actuel. — Aux conjonctions, nodules en tout état de maturité ; sur les cornées, pannus et ulcère.

Traitement. — Application de la pommade au jéquirity à 2 0/0, aux deux yeux.

Le 9 novembre, développement de fausses membranes, gonflement palpébral considérable. On prescrit des lavages à l'eau bouillie tiède, matin et soir, faits par les parents.

Le 10, 11 et 12, même état.

Le 13, à l'œil droit, les fausses membranes ont disparu.

Le 14, à l'œil gauche, gonflement palpébral prononcé. L'œil droit va mieux.

Le 15 novembre, et jours suivants, instillation de sulfate de cuivre aux deux yeux.

Le 16, expression sans nodules.

Le 29, on instille du sulfate de cuivre.

Le 30, on tente l'expression qui n'amène plus de nodules.

Le traitement continue jusqu'au 15 décembre.

A ce jour, l'état cicatriciel conjonctival est presque achevé, le pannus a disparu, et sa vue s'est améliorée.

OBS. III.

Pannus ulcéré.

B. D. âgée de 32 ans, tailleuse, vient le 9 octobre 1896.

Débuts. — Atteinte d'ophtalmie granuleuse depuis 15 ans, pendant lesquels elle a eu, à diverses époques, des poussées catarrhiformes.

Etat actuel. — A l'œil droit, pannus crassus, ulcère central étendu, végétant, d'une couleur blanc-jaunâtre; conjonctive du cul-de-sac supérieur, lardacée; nodules mûrs dont l'expression est impossible par l'indocilité de la malade.

A l'œil gauche, pannus de la moitié supérieure de la cornée, dans le cul-de-sac supérieur nodules mûrs et crus.

Traitement. — 12 octobre, légère expression des nodules mûrs, et application aux deux yeux de la pommade au jéquirity.

13, développement de fausses membranes et écoulement considérable aux deux yeux.

La malade reparait, 8 jours après l'inoculation jéquiritique, c'est-à-dire le 21 octobre. Elle a complètement négligé les lavages à l'eau bouillie, et les soins antiseptiques. On distingue dans l'œil gauche un ulcère horizontal au tiers inférieur de la cornée.

22, O. g. expression de nodules mûrs.

24, vascularisation générale de la cornée droite et gauche. Instillation de sulfate de cuivre.

Même traitement, du 25 octobre au 7 novembre, suivie de massage.

Plus de nodules à l'expression.

La malade ne présente plus que des traces peu étendues de la cornée.

Le jéquirity, sous forme de pommade, n'est pas une panacée, mais un remède bien précieux répondant à certaines indications bien précises dans les affections cornéennes par exemple : 1° dans les formes torpides d'ulcère de la cornée, les ulcères à facette ; 2° dans le pannus scrofuleux tenace ; 3° il sert à jéquiriter les granuleux indociles au traitement chirurgical.

CHAPITRE III.

Traitement des complications

Les complications sont cornéennes, palpébrales et lacrymales.

1° *Traitement des complications cornéennes.*

Les complications granuleuses cornéennes sont : le pannus, l'ulcère, et l'iritis.

1° Le pannus cède généralement au traitement habituel de l'état conjonctival. La péritomie est indiquée dans les cas où l'on veut éclaircir promptement la cornée ; la canthoplastie dans les cas de pannus provoqué par le trichiasis.

2° L'ulcère cornéen, est autant le fait du lymphatisme comme celui de la granulation. Aussi il est nécessaire d'instituer le traitement général en même temps que le traitement local. Celui-ci consiste dans les anesthésiques (cocaïne) les mydriatiques (atropine), ainsi que dans les douches chaudes de vapeurs oculaires, etc.

L'iritis exige les mydriatiques, parfois l'iridectomie.

2° *Traitement des complications palpébrales*

Les complications palpébrales sont : le blépharospasme, le phimosis, le trichiasis, et l'entropion.

1° Le blépharospasme, suite des lésions cornéennes, cède à l'emploi des anesthésiques (cocaïne) des mydriatiques (atropine) et à la dilatation. On réserve la canthotomie pour les cas excessifs.

2° Le phimosis. Une simple canthoplastie suffit pour supprimer le phimosis.

3° Le trichiasis exige d'abord l'épilation des cils, qui sont une cause de pannus ; dans les cas plus rebelles, on fera la margino plastie.

4° L'entropion réclame la tarsectomie avec avancement du releveur de la paupière. Cette opération a été décrite pour la première fois en 1883, par M. le Dr Nicati. (Ind. bibl.)

Traitement des complications lacrymales.

Les complications lacrymales produites par les granulations, réclament des cathétérismes fréquents, suivis d'injections astringentes et détersives, quelquefois des sondes à demeure.

Dès que la sténose paraît insurmontable, ou le larmoiement incoercible, en un mot dans les cas rebelles aux traitements ordinaires, il faudra faire par l'ablation des glandes palpébrales ou orbitaires.

CONCLUSIONS

1° Le nitrate d'argent est indiqué dans les poussées diffuses, intercurrentes, et du début, de l'ophtalmie granuleuse.

2° Dans les localisations conjonctivales, sous forme de *nodules murs*, il faut en faire l'expression à l'ongle, suivie de brossage au coton cyanuré, et d'instillations de sulfate de cuivre.

3° Dans les localisations conjonctivales, ulcéreuses ou végétantes, la cautérisation par le sulfate de cuivre en solution suffit au traitement.

4° Le jéquirity en pommade à 2 0/0 peut être employé avec succès, dans certaines formes torpides d'ulcères cornéens.

5° Dans les complications palpébrables, cornéennes et lacrymales, il faut faire le traitement des indications.

INDEX BIBLIOGRAPHIQUE

NIGATI. — Congrès de 1884. (soc. fr. d'ophtalmologie 2e année, page 25)

KALT. — Archives d'Ophtalmologie (août 1896 de l'emploi des grands lavages dans le traitement de l'ophtalmie granuleuse.)

BENEDICT. — (Handb der prack Augent : Leipzig tome I page 83. 1822)

GALEZOWSKI. — (Recueil d'ophtalmologie 1874 page 132)

HEISSROTH. — V. Græf's ant. XXXI 4. page 73 (1885)

REICH — (Klin. M. B. 1888 page 56)

Professeur TRUC. — Bulletin de la clinique d'opthalmologie 1888-91. Rapports entre les ophtalmies lymphatiques, granuleuses et lacrymales in *Montpellier Médical* 1891. Lymphatisme et trachome (annales d'oculistique 1891 et semaine médicale 1893.

CHIBRET. — (Congrès de Copenhague) 1884 compte rendu de la Société Française d'ophtalmologie Paris 1884 — Statistique de 300 malades.

NICATI. — *Arch. d'Opht.* Sept. et Oct. 1883.

SERMENT

En présence des Maîtres de cette École, de mes chers condisciples et devant l'effigie d'Hippocrate, je promets et je jure, au nom de l'Être suprême, d'être fidèle aux lois de l'honneur et de la probité dans l'exercice de la Médecine. Je donnerai mes soins gratuits à l'indigent, et n'exigerai jamais un salaire au-dessus de mon travail. Admis dans l'intérieur des maisons, mes yeux ne verront pas ce qui s'y passe ; ma langue taira les secrets qui me seront confiés, et mon état ne servira pas à corrompre les mœurs ni à favoriser le crime. Respectueux et reconnaissant envers mes Maîtres, je rendrai à leurs enfants l'instruction que j'ai reçue de leurs pères.

Que les hommes m'accordent leur estime si je suis fidèle à mes promesses ! Que je sois couvert d'opprobre et méprisé de mes confrères si j'y manque !

VU ET PERMIS D'IMPRIMER :

Montpellier, le 16 Février 1899.

Le Recteur,

A. BENOIST.

VU ET APPROUVÉ :

Montpellier, le 16 Février 1899.

Le Doyen,

L. VIALLETON.

www.ingramcontent.com/pod-product-compliance
Lightning Source LLC
LaVergne TN
LVHW012022160826
845678LV00002B/970

* 9 7 8 2 3 2 9 6 6 2 7 6 3 *